AF336465

103

Td 14.

ÉTUDES

CLINIQUES ET ANATOMIQUES

SUR

LA FORMATION DES CAILLOTS

DANS LE SYSTÊME CIRCULATOIRE,

SOUS L'INFLUENCE DE LA PNEUMONIE ;

CAILLOTS DANS LES SINUS CÉRÉBRAUX,
DANS LES PNEUMONIES COMPLIQUÉES DE DÉLIRE ;

PAR M. MALHERBE, D.-M.

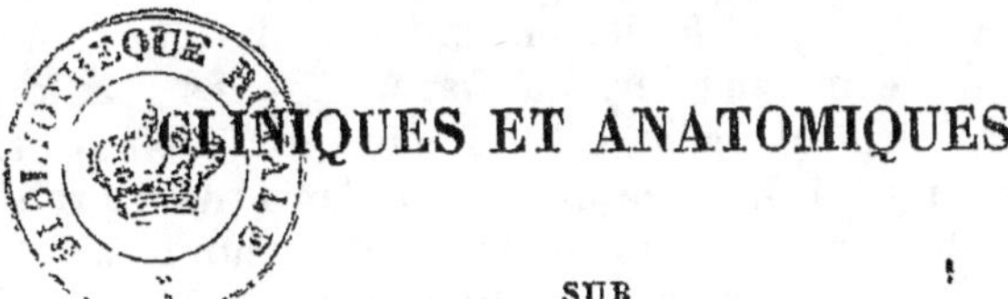

La pneumonie est, sans contredit, une des maladies les mieux connues ; de nombreux travaux ont établi, d'une manière précise, les caractères et le traitement de ses différentes formes, et tout dernièrement M. Grisolle vient de réunir, dans une excellente monographie, les résultats obtenus par les différents auteurs qui ont écrit avant lui, résultats auxquels il a ajouté ceux de sa propre expérience. Quoi qu'il en soit, plusieurs points de l'histoire de cette maladie sont encore incomplétement connus, comme le démontrent les faits que nous allons vous communiquer. La formation des caillots dans les différentes parties du système circulatoire, est aujourd'hui un fait hors de doute, de l'avis d'un grand nombre d'observateurs distingués; mais aucun d'eux n'a formulé la loi qui préside à cette formation; c'est ce que nous voulons essayer de faire, nous croyant fondé à espérer que cette tentative ne sera pas sans utilité pratique.

Voyons d'abord ce que les auteurs nous apprennent sur cette question :

M. Bouillaud rapporte plusieurs observations de pneumonie dans lesquelles on a trouvé, dans les cavités du cœur, des caillots évidemment formés pendant la vie et se prolongeant dans les artères et dans les veines ; mais il se borne à énoncer le fait sans l'interpréter.

M. Cruveilhier rapporte deux cas de pneumonie avec concrétions adhérentes dans l'artère pulmonaire et ses divisions, et s'exprime, sur ce sujet, ainsi qu'il suit :

La phlébite de l'artère pulmonaire, coïncidant avec la pneumonie, est un phénomène assez fréquent; tantôt elle s'observe dans les petites divisions seulement, tantôt elle a lieu dans les divisions principales. Il est bien remarquable qu'on observe constamment dans ce cas l'inflammation de l'artère pulmonaire, et non l'inflammation des veines pulmonaires. Ce fait bien positif établit d'une manière incontestable que c'est la qualité du sang et non la qualité des parois vasculaires qui détermine la phlébite. Nous verrons plus loin que la présence des caillots dans l'artère pulmonaire n'est pas le plus souvent l'effet d'une phlegmasie de ses parois, comme semble le dire M. Cruveilhier, malgré l'influence qu'il accorde au sang sur sa production.

M. Grisolle établit d'une manière plus positive encore la fréquence des caillots dans le cœur et dans les gros vaisseaux chez les pneumoniques, puisqu'il n'a vu manquer ce phénomène qu'une seule fois sur vingt-cinq : mais ce n'est pas seulement dans le cœur et les gros vaisseaux qu'on trouve des caillots à la suite de la pneumonie; plusieurs autres points du système circulatoire peuvent en être le siége, comme nous le montrerons dans la suite de ce travail. Il n'est pas rare de rencontrer, dans les sinus de la dure-mère, et en particulier dans le sinus longitudinal supérieur, des concrétions fibrineuses qui, en oblitérant leur cavité, font stagner le sang dans les veines cérébrales, et produisent une série de phénomènes matériels dont il devient très-important d'apprécier l'expression symptomatique.

Nous présenterons en première ligne les observations propres à éclairer ce point de l'histoire des pneumonies, parce qu'elles nous fourniront des considérations pratiques qui ne pourraient trouver place dans les conclusions générales de ce mémoire.

Nous n'avons trouvé dans les auteurs que très-peu de faits analogues à ceux que nous allons vous rapporter, probablement parce qu'on néglige souvent d'ouvrir le crâne des sujets morts de pneumonie compliquée de délire ou d'autres symptômes cérébraux, ou quand on porte son attention de ce côté, on néglige d'examiner les sinus de la dure-mère.

M. Bouillaud ne signale l'oblitération des sinus dans aucune de ses observations; M. Andral n'en fait mention ni dans sa Clinique ni dans son Traité d'Anatomie Pathologique. L'observation suivante, consignée dans le tome I.er de l'Anatomie Pathologique de M. Cruveilhier, est le seul fait authentique que nous ayons trouvé.

Une petite fille de quatre ans, ayant un engorgement des ganglions lymphatiques et une ophthalmie, est apportée à l'hôpital des enfants malades, le 17 mars 1830, dans l'état suivant : pupilles dilatées, plaintes, gémissements, langue blanche; matité du thorax en haut, en arrière et à gauche. Elle a rendu par la bouche, depuis quelques jours, huit ascarides lombricoïdes (Mauve édulcorée, diète). Le 18, les pupilles sont toujours dilatées ; cris, rigidité dans les membres ; la petite malade peut à peine soutenir sa tête (Même prescription). Le 19, la langue est repoussée de la bouche par une tumeur, dont le siége paraît être la glande sous-maxillaire. M. Guersant constate une pneumonie du sommet du poumon gauche (Un grain de tartre stibié en deux fois ; vésicatoire sur le lieu de la matité). Le 20, pupilles immobiles (Un grain de tartre stibié). Le 21, calme profond ; la langue est rentrée dans la bouche. Morte le 22.

Nécropsie. Il existait, dans la cavité de l'arachnoïde, une grande quantité de sérosité.

Le sinus longitudinal supérieur est rempli d'un sang coagulé, fortement adhérent aux parois de ce sinus. Au centre des caillots, se voit une matière puriforme demi-concrète ; nulle part, elle ne touchait immédiatement aux parois. Presque toutes les veines cérébrales qui vont se rendre dans le sinus longitudinal supérieur, sont pleines de pus concret, qui formait de petits cordons blanc-jaunâtre séparés par des caillots.

Le pressoir d'Hérophile, la moitié postérieure ou horizontale des sinus latéraux, sont également distendus par du sang coagulé et adhérent, au milieu duquel se voit une matière purulente demi-concrète.

Autres sinus sains ; ecchymoses sur l'hémisphère gauche, au voisinage du sinus longitudinal supérieur.

Nous avons rapporté cette observation, à cause de l'analogie qu'elle présente, surtout au point de vue anatomique, avec les faits que nous avons observés.

M. Gély, dans un travail couronné par l'Académie Royale de Médecine, et encore inédit, a consigné un certain nombre de faits relatifs au développement des caillots sous l'influence de la pneumonie, parmi lesquels se trouvent plusieurs exemples de caillots dans les sinus de la dure-mère ; chez tous les malades, des accidents cérébraux notables ont été observés pendant la vie. La même circonstance se remarque dans les observations suivantes, qui nous appartiennent.

PREMIÈRE OBSERVATION.

Pneumonie double au 3.ᵉ degré, délire, mort, caillot dans le sinus longitudinal supérieur.

Gérot (Jean), manœuvre, âgé de 49 ans, abusant habituellement des liqueurs alcooliques, entre à l'hôpital le 10 novembre 1842.

Malade depuis trois jours, douleurs aux deux côtés de la poitrine, toux sans expectoration, dyspnée violente. (Le jour de son entrée, à midi, saignée du bras, 30 sangsues sur les côtés de la poitrine.)

11 novembre. Sang riche, caillot volumineux, dense, couvert d'une couenne rose mince. Ce matin, prostration, face colorée, peau un peu chaude, de teinte ictérique, pouls fréquent, large, peu résistant, toux grasse, crachats jaunes verdâtres, dyspnée intense; la douleur de côté persiste. Du côté droit, respiration bronchique à la partie inférieure et postérieure, râle crépitant en avant et en bas, râle muqueux dans le reste du côté, matité dans la moitié inférieure du côté; à gauche, râle muqueux. (Saignée de bras de 250 grammes, à répéter le soir; dans l'intervalle des deux saignées, 30 sangsues sur le côté droit.)

12. Sang de la première saignée couvert d'une couenne dense, jaune; caillot volumineux. Le sang de la seconde saignée a coulé lentement, le pouls était très-faible; couenne mince, rosée, caillot dense, abondant. Aggravation des symptômes, dyspnée, toux, crachats rougeâtres et verdâtres, ictère augmenté, peau chaude, pouls fréquent, large, dépressible. Délire depuis hier soir, prostration extrême, occlusion des yeux, cornées

couvertes de mucosités, paupières à demi-collées. (Potion avec 50 centigrammes de tartre stibié, vésicatoire sur le côté droit, sinapismes sur les membres inférieurs.)

Le malade meurt le soir, à dix heures.

Autopsie faite 36 heures après la mort. Cadavre non amaigri, teinte ictérique générale.

Poitrine. Poumons volumineux, ne s'affaissant point à l'ouverture de la poitrine. Des deux côtés, à la base, fausses membranes minces, albumineuses, tapissant les deux feuillets de la plèvre; quelques cuillerées de sérosité limpide des deux côtés.

Poumon droit hépatisé dans les trois cinquièmes de sa masse : l'hépatisation, presque partout au 3.ᵉ degré, occupe la base et les parties postérieures du poumon; dans plusieurs points, il s'écoule du pus à l'incision. Les deux cinquièmes antérieurs du poumon sont crépitants, mais presque partout engoués. Le sommet et le bord tranchant sont seuls exempts de cette lésion, dans une très-petite étendue. L'hépatisation rouge n'occupe que quelques points très-circonscrits, intermédiaires à l'hépatisation grise et à l'engouement.

Le poumon gauche n'est crépitant que dans le quart de son étendue, les trois autres quarts sont hépatisés au 3.ᵉ degré. Il n'existe aucune transition entre l'hépatisation grise et l'engouement; comme si la suppuration s'était établie d'emblée, le pus s'écoule en bien plus grande abondance ici que du côté opposé; la lésion semble encore plus avancée. Il est remarquable que, des deux côtés, les parties engouées sont d'une couleur moins foncée que dans les cas ordinaires d'engouement, le liquide qui s'en écoule à l'incision, est d'un gris sale et très spumeux.

Le cœur est à l'état normal; les cavités droites sont remplies par un caillot fibrineux teint en jaune, volumineux, adhérent, se continuant d'un côté dans la veine cave supérieure, de l'autre dans l'artère pulmonaire; les branches de cette dernière qui aboutissent aux portions hépatisées des poumons, contiennent des caillots fibrineux qui ne remplissent pas leur calibre ; celles qui aboutissent aux portions crépitantes, ne contiennent que du sang liquide. A gauche, on trouve du sang noir liquide dans le ventricule, dans l'oreillette un caillot fibrineux communiquant par quelques filaments entrelacés avec les tendons de la valvule mitrale, avec un caillot qui occupe l'aorte jusqu'au delà de sa crosse, mais qui est loin de remplir sa cavité ; il se continue d'autre part dans les veines pulmonaires, mais seulement dans les branches qui viennent des parties crépitantes des poumons ; les autres branches ne contiennent que du sang noir liquide. Ce caillot flotte dans les cavités qui le contiennent, excepté dans les ramifications ténues des veines pulmonaires, qu'il remplit complétement.

Crâne. Caillot fibrineux teint en jaune, obturant dans toute sa longueur le sinus longitudinal supérieur de la dure-mère ; il cesse en arrière, au confluent des sinus ; il se prolonge des deux côtés dans les veines de la convexité du cerveau, qui en sont remplies complétement et même distendues ; à cinq ou six centimètres du sinus, il devient fibrino-cruorique. Les sinus latéraux ne contiennent que du sang liquide. Toute la surface du cerveau offre une injection veineuse sous-arachnoïdienne très-prononcée. La pie-mère de la face convexe est infiltrée de sérosité, surtout en arrière. L'extrémité postérieure de l'hémisphère droit présente aussi une ecchymose sous-arachnoïdienne assez étendue ; on en observe une autre plus petite du côté gauche, dans le même point : on n'observe rien de semblable à la face inférieure du cerveau, ni sur le cervelet. Les membranes étant enlevées, la surface de la substance grise présente partout des orifices béants de vaisseaux très-visibles à l'œil nu ; ils sont surtout nombreux et marqués sur plusieurs circonvolutions de l'extrémité postérieure de la face convexe, dans les points répondant aux ecchymoses ; là, la substance est comme piquetée. A l'incision, la substance grise offre une couleur rosée assez marquée partout, mais plus intense en arrière et en haut que dans les autres points. La substance blanche contient beaucoup de vaisseaux. Rien de remarquable du reste dans l'encéphale.

Les organes abdominaux sont sains, excepté le foie, qui offre un volume considérable et une prédominance marquée de la substance jaune ; des taches pâles, répandues çà et là à sa surface, répondent à de petites masses complétement cirrhosées.

Cette observation nous a semblé assez importante au point de vue de la formation des caillots fibrineux, qui, comme nous le montrerons plus tard, a du avoir lieu ici sous la double influence de la superfibrination du sang et de l'intoxication alcoolique préalable. Nous reviendrons du reste sur ce point, en cherchant la relation qu'on peut établir entre le délire observé pendant la vie et la présence des caillots dans les sinus de la dure-mère

Un autre point sur lequel nous croyons devoir nous arrêter, c'est la grande tendance à la formation du pus chez un homme adonné aux liqueurs alcooliques. En effet, à peine existe-t-il quelques points de transition entre l'engouement et l'hépatisation grise ; le 3.e degré de la pneumonie semble avoir succédé immédiatement au premier dans le plus grand nombre des points. Encore ce premier degré ne se présente-t-il pas avec les mêmes caractères qu'il offre d'ordinaire : le tissu qui en est le siége, est d'une couleur moins foncée; et au lieu de fournir du sang, quand on l'incise ou qu'on le presse, il laisse écouler un liquide gris-sale, une espèce de sanie. Nous ne croyons pas hors de propos de rappeler ici un fait analogue observé par M. le docteur Pellerin, à l'Hôtel-Dieu. Un charretier, adonné aux liqueurs alcooliques, tombe de sa charrette, sur laquelle il était assis ; une des roues lui passe sur la poitrine, sans déterminer de fracture. Il succombe en deux ou trois jours à une pneumonie double très-étendue. A l'autopsie, à laquelle j'assistais, on trouva les deux poumons malades dans toute leur substance, mais nulle part il n'existait d'hépatisation rouge; on ne trouvait qu'un engouement très-prononcé, ou une infiltration purulente très avancée; les points occupés par la dernière lésion n'offraient pas la même consistance que l'hépatisation grise qui succède à l'hépatisation rouge. Ces deux faits, ainsi que plusieurs autres que nous rapporterons plus loin, démontrent combien le pronostic des phlegmasies aiguës devient rapidement grave chez les buveurs de profession.

2.ᵉ OBSERVATION.

Pneumonie avec délire, mort, caillot fibrineux dans le sinus longitudinal supérieur.

Gerbier (François-Frédéric), jeune soldat, âgé de vingt-trois ans, entre, le 10 novembre 1842, à l'hôpital, d'où il était sorti six jours auparavant, convalescent d'une scarlatine. Le jour même de sa sortie, il fut pris de fièvre qui, depuis lors, a persisté : un peu de toux, douleur à la partie inférieure du côté gauche, céphalalgie, constipation. Deux jours avant son entrée, vomissements bilieux.

A son entrée, persistance des mêmes symptômes, bouche mauvaise, langue sale. (Bouillon de veau; pot., sir. diac.)

11. Un peu de râle muqueux à la partie inférieure des deux côtés; haleine fétide, pouls accéléré, peau chaude, pas de stupeur. (Diète; E. gomme avec le sirop de limons; manne, 60 grammes; avec crême de tartre, 20 grammes.)

12. Deux à trois selles après la médecine, un vomissement; langue sale, douleur de côté augmentée, expectoration muqueuse, pouls accéléré. (12 sangsues sur le côté; même prescription, du reste.)

13. Légers vertiges, pommette gauche rouge, pouls très-accéléré, mou; même douleur de côté, même expectoration. La poitrine se dilate bien, langue un peu rouge au bord, pas de selles depuis hier. (Même prescription, moins les sangsues.)

14. Crachats visqueux, sanguinolents; respiration bronchique des deux côtés, en arrière; en avant, léger râle muqueux, bruit de frottement, respiration accélérée, pouls très-fréquent. (Saignée de bras de 200 grammes; pot. avec kermès, 60 centigrammes; et sirop de morphine, 15 grammes.)

Le soir, deux vésicatoires aux jambes.

15. Sang couvert d'une couenne épaisse et dense; pouls accéléré, large, dépressible; peau moite, pommette gauche rouge, pas de selles ni de vomissements. (Saignée de bras de 200 grammes; pot. avec kermès, 1 gramme; et sirop diacode, 15 grammes.

16. Sang couvert d'une couenne mince, caillot diffluent; agitation, délire, mouvements spasmodiques des bras, facies altéré; pouls très-accéléré, respiration modérément fréquente. (Pot. eau, 60 grammes; teinture de musc, 2 gr.; sirop de fleurs d'oranger et sirop de morphine, ââ 15 gram.; deux vésicatoires aux cuisses.

17. Même état. (On ajoute 30 gouttes d'élixir parégorique à la potion; même prescription, du reste.)

18. Même état. Le malade meurt à onze heures du soir.

Autopsie faite 24 heures après la mort.

Crâne. — Caillot presque complétement fibrineux occupant la moitié postérieure du sinus longitudinal supérieur, qu'il oblitère, et se prolongeant dans plusieurs veines de la convexité du cerveau, qui sont aussi oblitérées. Congestion veineuse considérable de toute la surface du cerveau et du cervelet. Infiltration séreuse notable dans la pie-mère, plus prononcée en arrière. Point de changement important dans la couleur et la consistance de la substance cérébrale, si ce n'est une teinte très-légèrement rosée de la couche profonde de la substance grise : on voit partout dans la substance blanche un grand nombre de vaisseaux.

Poitrine. — Bronches très-rouges, surtout du côté gauche, présentant par places quelques fausses membranes minces et peu étendues. Le poumon gauche est hépatisé au 2.e degré, dans sa moitié inférieure; la moitié supérieure, crépitante, est un peu engouée ; partout, le tissu est plus rouge que dans l'état normal. Le poumon droit, crépitant partout, présente à un certain degré les caractères de l'engouement, et en même temps de la compression.

Deux cuillerées de sérosité limpide dans le péricarde. Cœur à l'état normal, sauf quelques granulations cartilagineuses dans la valvule mitrale. Cavités droites incomplétement remplies par un caillot fibrineux enchevêtré dans les colonnes charnues et les tendons valvulaires, se prolongeant dans la veine cave supérieure, d'un côté ; de l'autre, dans l'artère pulmonaire, jusque dans ses divisions de 2.e et 3.e ordre. Cavités gauches contenant du sang liquide en petite quantité, et un caillot fibrineux flottant se continuant par quelques filaments entre les piliers de la valvule mitrale, avec un cylindre fibrineux flottant dans l'aorte, et qu'on suit jusque dans sa partie descendante. Le caillot se continue d'autre part dans les veines pulmonaires, où on peut le suivre jusque dans les ramifications les plus ténues, partout où le tissu pulmonaire est crépitant. Les branches qui viennent de la partie hépatisée ne contiennent qu'un peu de sang noir liquide.

Ce fait, comme le précédent, important au point de vue de la formation des caillots fibrineux, et surtout de la coïncidence du délire et du trouble de la circulation veineuse cérébrale, offre encore un autre point à considérer : c'est la préexistence d'une scarlatine qui rend raison de la rougeur de la muqueuse bronchique et des fausses membranes déposées à sa surface.

3.e OBSERVATION.

Rhumatismes chroniques, pneumonie à gauche, délire, gastrite, duodénite ulcéreuse et gangréneuse.

Hiver (François), pêcheur, âgé de 36 ans, atteint depuis l'âge de 15 ans de douleurs rhumatismales qui se sont de temps en temps violemment exaspérées, séjourna à l'Hôtel-Dieu pendant la dernière quinzaine du mois d'avril, présentant, outre les douleurs articulaires, des signes de péricardite. Soulagé par le traitement antiphlogistique, il sortit dans les premiers jours de mai ; mais sa santé resta chancelante.

Le 15 mai, on le rapporte dans la même salle, tout à fait privé de connaissance. Sa femme raconte que, depuis quelques jours, il a eu plusieurs vomissements de sang et des frissons irréguliers ; en même temps, il s'était plaint de coliques. Le 14 mai, il perd tout à coup connaissance ; mouvements convulsifs, délire.

À son entrée à l'hôpital, même état de l'intelligence ; les convulsions ont cessé ; agitation extrême, pouls petit et faible ; le moindre attouchement des membres ou des paupières, qui sont abaissées, excite la mauvaise humeur du malade : pupilles contractées, peau sudorale, abdomen extrêmement sensible à la pression. La faiblesse du pouls contre-indiquant l'emploi des émissions sanguines, on applique deux vésicatoires aux jambes ; l'élève interne, craignant une fièvre pernicieuse, administre un gramme de sulfate de quinine en lavement. Délire violent toute la nuit.

16 mai. Le malade répond un peu aux questions, pourtant la connaissance n'est pas complétement revenue ; il semble entendre, mais ne pas voir. Il s'adresse à sa femme, qu'il croit voir auprès de lui, et l'injurie, quand on lui imprime des mouvements qui le contrarient. Agitation, mouvements continuels et alternatifs de la tête à droite et à gauche ; il boit un peu plus aisément qu'hier. Paupières à moitié abaissées ; les pupilles ne sont ni contractées ni dilatées, elles sont légèrement sensibles à l'influence de la lumière ; pommettes colorées en rouge ; teinte ictérique de la peau et des conjonctives. La pression et la percussion de la région précordiale éveillent une vive douleur ; battements du cœur fréquents, énergiques, sans bruit anormal ; pouls fréquent, petit, assez résistant ; abdomen rétracté, très-douloureux à la pression, pourtant un peu moins qu'hier soir.

Diagnostic : méningite métastatique, sous l'influence de la diathèse rhumatismale. (Saignée de bras, 20 sangsues aux oreilles, sinapismes aux pieds, cataplasmes émollients sur l'abdomen.)

17 mai. Amélioration notable. La connaissance est revenue hier dans la soirée. Le malade sait où il est, il voit et reconnaît les personnes qui l'approchent ; à l'heure de la visite, il dit qu'il se regarde comme sauvé. Il souffre un peu de la tête, la douleur précordiale a disparu, l'abdomen est encore très-douloureux. Le pouls a repris un peu de volume, mais il n'est pas très-résistant. Dyspnée, râle muqueux dans les deux côtés de la poitrine, en arrière. (Bouillon, 8 sangsues aux oreilles, catapl. sinapisés aux pieds, catapl. émollients sur l'abdomen.)

Le malade meurt tout à coup vers 10 heures du matin.

Autopsie faite 23 heures après la mort.

Crâne. Caillot fibrineux dans le sinus latéral droit ; les autres ne contiennent que du sang liquide. Point de sérosité dans la grande cavité arachnoïdienne, la pie-mère est infiltrée d'une grande quantité de sérosité limpide ; l'arachnoïde est un peu épaissie et opaline ; les ventricules du cerveau sont dilatés et contiennent quelques cuillerées de sérosité. La consistance et la couleur des deux substances sont normales ; la substance blanche est un peu sablée de sang.

Poitrine. Poumons libres d'adhérences ; le gauche est hépatisé à la base et à la partie postérieure ; il s'en écoule à l'incision un liquide sanieux presque purulent ; le reste du poumon est blanc, crépitant et emphysémateux. Poumon droit engoué à la base, sain en haut et en avant ; il contient au sommet un gros tubercule de consistance caséeuse.

En incisant le péricarde, on entend un gaz s'en échapper avec bruit ; il s'en écoule une cuillerée de sérosité. Cœur d'un volume normal, cavités droites distendues par un caillot fibrineux qui s'entrelace dans les colonnes charnues, qui se prolonge assez loin, d'un côté, dans les veines caves supérieure et inférieure ; de l'autre, dans l'artère pulmonaire et ses divisions. Dans l'artère pulmonaire et dans le ventricule, on voit à sa surface une foule de petites granulations qu'un examen attentif fait reconnaître pour des caillots fibrineux enroulés. Les orifices sont parfaitement libres; seulement, l'aorte, à son origine, offre un assez grand nombre de petites plaques cartilagineuses; la valvule mitrale contient aussi plusieurs grains cartilagineux. Le tissu du cœur est normal.

Abdomen. Péritoine sain. Estomac recouvert d'une couche de mucus extrêmement épaisse, qu'on prendrait, au premier abord, pour la membrane muqueuse ramollie; les replis de cette membrane sont nombreux, et elle offre un grand nombre de petites saillies mamelonnées dans l'intervalle des grandes rides. Quelques taches rouges de peu d'étendue le long de la grande courbure. Épaississement notable de la muqueuse du duodenum, qui est parsemée d'une foule de petits grains saillants, durs comme des tubercules crus, reposant sur un fond presque uniformément rouge, sur lequel se voient aussi quelques ulcérations peu étendues. Le long de l'insertion au mésentère, la muqueuse se présente sous l'aspect d'une large escarre grise, mêlée d'un peu de coloration rouge, occupant toute la longueur du duodenum. On voit aussi, dans la même région, trois ou quatre ecchymoses noires assez étendues: la première suivant la longueur de l'intestin, précisément sur l'insertion mésentérique, et longue de 4 centimètres au moins; deux autres, transversales, reposant sur deux valvules conniventes. On voit encore çà et là quelques escarres grises beaucoup plus petites que celle que nous venons de décrire, qui, dans quelques points, se continuent avec les ulcérations que nous avons indiquées plus haut, ulcérations qui paraissent résulter de la chute d'escarres semblables.

Tout l'intestin grêle présente une hypertrophie considérable des follicules, tant isolés qu'agminés; plus prononcée dans la moitié inférieure de cet intestin, elle va en augmentant jusqu'à la valvule iléo-cœcale ; quelques plaques sont remarquables par leur étendue : l'une surtout occupe à peu près toute la surface de l'intestin, dans une longueur de 15 centimètres, précisément à sa terminaison. Quelques plaques rouges dans le gros intestin.

Foie gorgé de sang noir qui occupe les divisions de la veine porte ; la branche gauche de la même veine contient une masse de caillots enroulés qui reprennent l'apparence ramifiée, par l'agitation dans l'eau.

Rate à l'état normal.

Nous appellerons ici l'attention sur les diverses altérations organiques réunies chez le même individu.

L'hépatisation n'occupait pas une grande étendue du poumon, et a été méconnue ; ce qui ne doit pas étonner, quand on songe à la gravité des symptômes cérébraux qui existaient lors de l'entrée du malade. Ici encore il est évident que ces symptômes s'expliquent suffisamment par le trouble de la circulation veineuse intrà-crânienne et par l'épanchement séreux qui en est résulté, bien que le caillot n'occupât pas le sinus longitudinal supérieur, mais l'un des sinus latéraux, et qu'on pût espérer que celui du côté opposé le suppléerait jusqu'à un certain point.

Outre les caillots du cœur et des sinus cérébraux, nous en trouvons encore un dans une des racines de la veine porte, et sa structure nous démontre qu'il ne s'est pas formé dans le point où nous l'avons rencontré.

Les graves altérations existant dans le tube digestif, nous rendent compte des douleurs abdominales observées pendant la vie ; mais à quelle cause les rapporter ? Nous ignorons si le malade avait fait abus des liqueurs alcooliques, nous n'avons pu obtenir de renseignements positifs sur ce point ; mais l'influence si grande et si bien connue sur les maladies des organes digestifs de cette funeste habitude, si commune dans la classe à laquelle appartenait Hiver, nous permet de soupçonner qu'elle existait chez lui. La localisation des plus graves désordres dans le duodenum nous semble ajouter à l'intérêt de ce fait pathologique , à cause de la rareté, dans la science , des observations relatives aux maladies de cette partie de l'intestin, qui semble pourtant susceptible de s'affecter isolément, circonstance qui a dû exister primitivement chez notre malade; il est fâcheux, d'un autre côté, que l'extrême complication d'accidents qu'il a présentée nous empêche de rien conclure quant à la symptomatologie de la duodénite.

4.ᵉ OBSERVATION.

*Excès alcooliques , pleuropneumonie , endocardite ,
délire , mort.*

Chaubras, Jean, cordonnier, âgé de 51 ans, d'une bonne santé, malgré des excès alcooliques répétés et un tremblement général habituel, entre à l'hôpital , le 26 avril 1841 , présentant les signes d'une pleuropneumonie à droite, et un peu de diarrhée.

Les trois premiers jours , traitement antiphlogistique , auquel on joint, le 4.ᵉ et le 5.ᵉ jour, le tartre stibié en potion , à la dose de 40 centigrammes.

Le 6.ᵉ jour du traitement , le malade se plaint de mal à la gorge ; des pustules blanches existent sur les amygdales et les piliers du voile du palais, la muqueuse gutturale est d'un rouge vif. On suspend les potions stibiées ; mais, malgré une légère amélioration , l'état du poumon indiquant encore la nécessité des antimoniaux , on prescrit des frictions faites chaque jour avec 2 grammes de tartre stibié dans 8 grammes d'axonge, et pratiquées alternativement sur les jambes, les cuisses, les bras , les côtés du tronc. Les cinq jours suivants, amélioration progressive dans l'état du malade; néanmoins, on entend toujours des râles muqueux et crépitants dans le poumon; l'état de cet organe semble stationnaire. Léger bruit de soufflet à la région précordiale. Les points de la peau sur lesquels ont été faites les frictions, n'offrent pas de traces de pustules (Même traitement.)

Le 9 mai, le malade accuse une douleur vague au côté droit; depuis la veille au soir, il a eu constamment du délire, le tremblement musculaire a augmenté.

(Vésicatoire sur le côté douloureux; même traitement, du reste.)

Les jours suivants, on observe des frissons le soir, de la sueur le matin; le délire revient chaque nuit, et cesse le jour. Cette apparence de périodicité conduit à administrer le sulfate de quinine : cette médication est sans résultat.

Le 18 mai, le malade éprouve une dyspnée intense, les pieds sont légèrement œdématiés; à partir de cette époque, les symptômes cérébraux deviennent continus et progressivement croissants jusqu'au jour de la mort; les fonctions des poumons deviennent de plus en plus difficiles; les crachats, de plus en plus abondants, sont tantôt muqueux, tantôt rouillés; enfin l'œdème devient considérable; le malade tombe dans le coma, et il meurt le 31 mai au matin.

Autopsie faite 24 heures après la mort.

Infiltration considérable des membres abdominaux, quelques pétéchies sur différentes parties du corps.

Crâne. Épaississement et teinte opaline de l'arachnoïde, infiltration notable de la pie-mère; ecchymoses répandues çà et là dans la pie-mère, plus marquées vers l'extrémité postérieure des hémisphères cérébraux; l'état des sinus de la dure-mère n'est pas constaté.

Les diverses parties de l'encéphale n'offrent rien à noter.

Poitrine. Épanchement abondant de sérosité dans la plèvre gauche, et adhérences filamenteuses légères dans quelques points. Du côté droit, on trouve aussi un épanchement, mais bien moins abondant, et borné par des adhérences qui sont fortes et étendues, surtout vers la base du poumon. Le poumon droit est splenisé, le gauche est crépitant, et contient seulement un peu plus de sang que dans l'état normal. La muqueuse bronchique est le siége d'une coloration rouge, d'autant plus intense qu'on examine des bronches d'un plus petit calibre.

Le péricarde contient quelques cuillerées de sérosité. Les cavités droites du cœur, flasques, contiennent une assez grande quantité de sang liquide. De plus, un caillot volumineux, inégal à sa surface, formé de couches superposées, organisé, ancien, adhère fortement aux deux faces de la valvule tricuspide, mais ne ferme pas complétement l'orifice auriculo-ventriculaire. Le bord libre de la valvule tricuspide présente plusieurs points d'épaississement cartilagineux, sur lesquels le caillot adhère plus fortement.

Sang liquide dans les cavités gauches. La valvule mitrale présente un épaississement analogue à celui de la valvule tricuspide, mais plus prononcé. Ossification dans les valvules aortiques; l'aorte est parsemée de nombreuses plaques cartilagineuses et osseuses, qui soulèvent sa membrane interne; sur plusieurs d'entre elles, ce feuillet est complétement détruit. Tissu du cœur pâle, de consistance normale.

Abdomen. Léger épanchement dans le péritoine. Rougeurs dans l'estomac, qui présente aussi quelques ecchymoses. Rougeur intense du duodenum; rougeurs éparses, variables d'intensité, dans le reste de l'intestin grêle, qui présente aussi quelques ecchymoses. Le gros intestin est rose et hypertrophié; ses follicules sont très-développés.

Rien à noter dans les autres viscères.

Le pharynx n'offre d'autre trace de l'éruption stibiée qu'une rougeur peu intense. Le larynx est sain.

Nous regrettons vivement de n'avoir pas examiné chez Chaubras les sinus de la dure-mère; l'état de la pie-mère, tout à fait le même que dans les observations précédentes, nous permet de supposer qu'il pouvait ici, comme dans les autres cas, exister des caillots dans ces conduits. L'existence du délire et surtout sa forme spéciale reconnaissent chez notre malade une autre cause que le trouble de la circulation veineuse cérébrale : la circonstance d'excès alcooliques antérieurs, et le tremblement musculaire habituel qui en dépendait, sont, à notre avis, un motif suffisant pour croire à l'existence préalable d'une altération chronique des méninges, très-commune chez les buveurs de profession, et que toute affection aiguë fébrile fait ressortir d'une manière marquée.

Devons-nous attribuer à la même cause l'état de la membrane muqueuse digestive, ou bien en accuserons-nous les deux potions stibiées prises par le malade? Nous n'ignorons pas que plusieurs personnes pourront être du dernier avis, surtout eu égard au rapide développement des pustules à l'isthme du gosier; néanmoins nous croyons que les habitudes antérieures de Chaubras avaient déterminé chez lui une susceptibilité exceptionnelle des organes de la digestion qu'on ne rencontre pas dans l'immense majorité des cas.

L'œdème observé dans les derniers temps de la maladie, s'explique facilement par la présence d'un caillot ancien, adhérent à la valvule tricuspide, et rétrécissant notablement l'orifice auriculo-ventriculaire droit.

Les observations qui précèdent démontrent clairement l'importance de l'examen des sinus cérébraux chez les sujets qui succombent à la pneumonie compliquée de délire. Il n'est personne sans doute qui, en présence des faits anatomiques que nous avons rapportés dans les trois premiers cas, pense à invoquer une autre cause pour expliquer l'apparition du délire. Le trouble de la circulation cérébrale par l'oblitération d'un des principaux conduits veineux, rend un compte bien suffisant des symptômes observés pendant la vie.

Si on recherche à présent ce qui arrive dans les cas d'oblitération des sinus, chez les sujets atteints d'autres maladies, on voit que tous ont présenté des symptômes graves du côté du cerveau, avant de succomber. Ainsi, morosité, somnolence, coma profond, chez les uns; mouvements convulsifs généraux ou partiels, rigidité tétanique du tronc, des mâchoires, constriction du pharynx, chez les autres; dans quelques cas, air de stupeur, céphalalgie, tels sont les symptômes qu'on retrouve dans les observations. (Cruveilhier, Gély.)

On n'y fait point, en général, mention du délire actif ;
mais la plupart de ces cas ont été observés à la suite de
maladies chroniques, ou chez des sujets débilités : la
forme symptomatique qu'on observe au contraire chez
les pneumoniques, semble dépendre de l'intensité du
mouvement fébrile, et peut-être aussi des propriétés
stimulantes du sang qui stagne dans les vaisseaux cérébraux. Du reste, au bout de peu de temps, chez les
malades qui doivent succomber, on voit le délire actif
remplacé par les symptômes de compression qui persistent
jusqu'à la mort.

Quel est le degré de fréquence de la forme de délire
que nous étudions?

M. Grisolle établit, d'après ses propres observations
et celles de MM. Louis, Andral et Briquet, formant un
ensemble de 435 cas, que la fréquence du délire dans
la pneumonie varie entre 1⟋8 et 1⟋11.

Il est plus fréquent, proportionnellement, dans les cas
mortels que dans ceux qui sont suivis de guérison,
chez l'homme que chez la femme, après 40 ans qu'avant
cet âge.

Un tiers des cas de délire, à peu près, s'observe chez les
gens qui ont abusé des liqueurs alcooliques ; M. Rayer a
vu le délire survenir brusquement chez des ivrognes atteints de pneumonie.

Dans un petit nombre de cas, l'apparition du délire doit
être rattachée à des causes morales.

Le siége de la pneumonie n'influe pas sensiblement sur
l'apparition du délire, malgré l'assertion de plusieurs
auteurs, et en particulier de MM. Bouillaud (1) et Kennedy (2), qui ont dit qu'il s'observait plus souvent dans
la pneumonie du sommet. Enfin, il complique environ
le quart des pneumonies doubles.

---

(1) Bulletin de l'Acad. Roy. de Méd., 1840, t. IV, p. 464.
(2) Kennedy. — Pneumonie aiguë, *Gaz. Méd.*, 1841, p. 664.

Le même auteur, appréciant l'influence de cette complication sur la terminaison de la pneumonie, dit que
la mort en a été le résultat dans les trois quarts des cas
où elle ne dépendait pas de l'intoxication alcoolique. Dans
un tiers de ces cas, on a trouvé, à l'autopsie, les caractères
anatomiques d'une méningite récente, c'est-à-dire une
infiltration purulente du tissu cellulaire sous-arachnoïdien,
dans toute l'étendue de la convexité des hémisphères.
Cette arachnitis, à en juger par les troubles cérébraux
observés pendant la vie, n'avait dû se développer que
pendant les 24, 36 ou 72 dernières heures de la vie.
Cette lésion n'a existé qu'une seule fois chez les ivrognes. Chez tous les autres, on ne constata, dans le cerveau ou les méninges, aucune altération assez grave
pour expliquer les troubles observés pendant la vie.
Ainsi, 2 fois les lobes cérébraux présentaient un léger
piqueté, et chez 6 il y avait une infiltration assez considérable de sérosité dans le tissu cellulaire sous-arachnoïdien et même dans les ventricules latéraux. Mais cette
dernière lésion n'a existé que chez les individus dont
l'agonie a été longue, et chez lesquels le délire fut remplacé par un état comateux un peu prolongé.

On voit que M. Grisolle ne mentionne nullement l'é-
tat de liberté ou d'oblitération des sinus, et cependant
les faits anatomiques observés dans les deux tiers des
nécropsies ont tant d'analogie avec les cas que nous avons
rapportés, qu'il est bien permis de supposer qu'ils dé-
pendaient de la même cause mécanique. Quant aux cas
considérés comme des complications de méningite, nous
n'avons pas la prétention de les révoquer en doute; mais
il nous semble qu'on pourrait se demander si l'apparence
purulente du liquide infiltré ne dépendait pas de l'extrême
superfibrination du sang qui, comme on sait, accom-
pagne la pneumonie, et nous regrettons qu'ici encore il
ne soit point parlé de l'état des sinus.

D'après ce qui précède, nous pouvons conclure que
le délire compliquant la pneumonie, reconnaît les causes
suivantes : 1.º intoxication alcoolique; 2.º oblitération des

sinus cérébraux par des caillots fibrineux ; 3.º méningite aiguë compliquante ; 4.º secousses morales ; 5.º enfin, nous plaçons dans une dernière classe la complication de délire ataxique, qui doit être assez rare et qui ne comprend probablement que des cas terminés par la guérison, puisqu'en dernière analyse, malgré l'absence de détails suffisants, dans tous les cas mortels qui pourraient être rapportés à cette catégorie, nous retrouvons des traces plus ou moins prononcées d'un obstacle à la circulation.

Notre assertion est encore confirmée par les résultats auxquels est arrivé M. Kennedy. Dans quelques cas, dit-il, les symptômes cérébraux qui compliquent la pneumonie sont simplement sympathiques ; mais, dans le plus grand nombre, ils dépendent d'une lésion réelle du cerveau, lésion qui consiste en un épanchement non pas seulement de sérosité, mais de lymphe aussi, et en grande quantité.

Cette lésion, l'auteur dit l'avoir trouvée dans tous les cas où la maladie s'est terminée par la mort. Quant aux moyens de distinguer les cas où les symptômes cérébraux ne sont que sympathiques, de ceux où ils dépendent d'une lésion cérébrale, il n'en indique aucun, et ajoute même qu'il n'a point observé de cas du premier genre. (*Loco citato.*)

Que penser, après cela, du traitement de la pneumonie ataxique par le musc ? Il existe dans la science un petit nombre de faits où l'utilité de ce médicament a paru incontestable, mais dans combien d'autres cas n'a-t-il pas été administré sans succès. On peut donc hardiment conclure avec M. Grisolle, dont nous invoquons encore ici le témoignage, qu'il n'y a aucun motif qui doive empêcher le médecin d'expérimenter ce remède dans les cas de délire ataxique ; et que c'est là d'ailleurs un sujet d'étude que les médecins ne devront pas négliger, car nous ne savons encore rien de positif à cet égard.

Nous ajouterons que toutes les fois que l'économie se trouvera dans un état propre à favoriser la formation des caillots sanguins, on devra être très-réservé pour conclure à la nature ataxique du délire.

Nous verrons plus tard que, dans le traitement de la pneumonie, il est utile de prendre certaines précautions, pour éviter la formation des caillots fibrineux, qui, dans un grand nombre de cas, devient la cause de la mort.

NANTES, IMPRIMERIE DE M.ᵐᵉ V.ᵒ CAMILLE MELLINET. — 36,821.

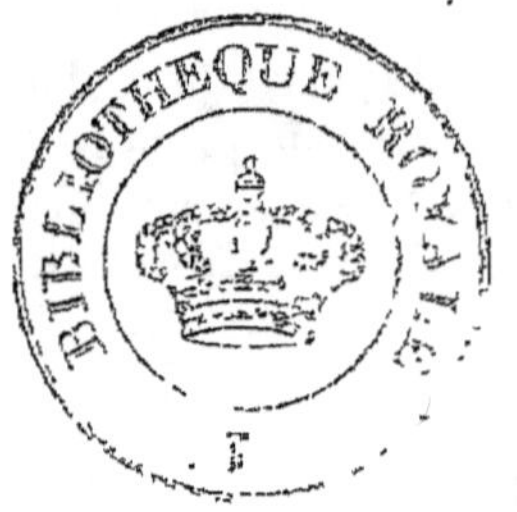